DE

LA PRÉSENTATION

DE L'ÉPAULE

DANS LES

RÉTRÉCISSEMENTS EXTRÊMES DU BASSIN

ET D'UN NOUVEAU PROCÉDÉ

D'EMBRYOTOMIE

Par Ch. PAJOT

Professeur d'accouchements à la Faculté de médecine de Paris,
Membre honoraire de la Société obstétricale de Londres,
de la Société médicale allemande, etc.

PARIS

P. ASSELIN, SUCCESSEUR DE BÉCHET Jne ET LABÉ,

LIBRAIRE DE LA FACULTÉ DE MÉDECINE,

Place de l'École-de-Médecine.

—

1865

DE

LA PRÉSENTATION

DE L'ÉPAULE

DANS LES

RÉTRÉCISSEMENTS EXTRÊMES DU BASSIN

ET D'UN NOUVEAU PROCÉDÉ

D'EMBRYOTOMIE

Les présentations du tronc sont, dans la pratique obstétricale usuelle, une complication qui déjà peut être considérée comme assez rare; d'un autre côté, les rétrécissements extrêmes du bassin doivent être regardés comme des faits exceptionnels, puisque, pour ma part, dans un hôpital comme la Clinique et en ville, sur un nombre de 30 rétrécissements, vus dans l'espace de dix années, je n'en ai observé que 13 qui pussent être qualifiés de rétrécissements extrêmes, c'est-à-dire au-dessous de 6 centimètres et demi à 7.

La présentation du tronc dans un rétrécissement extrême du bassin représente donc en réalité une rareté compliquant une autre rareté, et il a fallu que le hasard me fût un peu favorable pour que j'aie pu voir, depuis 1856 jusqu'à ce jour, 5 cas de cette double complication.

Il ne faudrait pas confondre la difficulté dont je m'occupe avec les présentations du tronc observées dans les rétrécissements légers ou moyens, c'est-à-dire au-dessus de 7 centimètres; ces cas sont beaucoup moins rares, et il n'est guère d'accoucheur un peu occupé qui n'en ait observé quelques-uns. Il s'agit ici des rétrécissements assez considérables pour faire en partie ou complétement obstacle aux manœuvres de la version.

A moins que l'étroitesse ne soit excessive, au-dessous de 5 à 6 centimètres, par exemple, la main moyenne d'un homme peut encore passer dans des bassins déjà très-étroits; mais l'introduction assez profonde de cette main, pour arriver à saisir les pieds, devient le plus souvent impossible, si le canal osseux n'a pas au moins 7 à 8 centimètres antéro-postérieurement; aussi la version est-elle déjà accompagnée d'excessives difficultés, ou même quelquefois est-elle absolument impraticable dans les rétrécissements au-dessous de 6 centimètres à 7.

Si nous recherchons tout d'abord les causes de la fréquence proportionnelle des présentations du tronc dans les rétrécissements, ces causes toutes physiques ne nous paraissent pas difficiles à pénétrer. Quant à l'exemple de plusieurs accoucheurs modernes, on accepte comme cause principale des présentations et des positions du fœtus l'accommodation de dimensions et de forme des parties fœtales aux formes et aux capacités de la matrice, et surtout du bassin, ou, si l'on veut, d'une sorte de moulage du contenu, le fœtus, sur le contenant, le bassin et l'utérus; quand, disons-nous, on accepte ces idées qui sont les miennes, il n'est pas difficile de comprendre comment les rétrécissements extrêmes du bassin peuvent devenir une cause puissante des présentations vicieuses.

Lorsqu'en effet, dans un bassin bien conformé, le segment inférieur de la matrice, cupule si bien disposée pour recevoir la tête, peut plonger plus ou moins dans l'excavation, l'on conçoit combien, sous l'influence des glissements faciles des

parties fœtales sur les membranes et au milieu du liquide
amniotique, les chances sont nombreuses pour que l'extrémité
céphalique vienne se loger définitivement dans le détroit supérieur ; on comprend aussi comment la statistique nous dé-
montre une si considérable proportion des présentations du
sommet.

Au contraire, lorsque la matrice est tout entière retenue
au-dessus du petit bassin comme conséquence de l'étroitesse
de l'entrée supérieure du canal, il est facile de saisir par quel
mécanisme la tête fœtale, si elle vient à se présenter, tend à
glisser sur le détroit supérieur, et à se porter vers l'une ou
l'autre des fosses iliaques, sous l'influence des pressions su-
bies de haut en bas par l'utérus, en raison de la capacité abdominale trop petite chez ces sortes de sujets.

En effet, chez ces femmes à rétrécissements extrêmes, d'une
part, la stature étant d'ordinaire fort au-dessous de la
moyenne, la capacité abdominale participe le plus souvent
aux petites dimensions générales, et, d'autre part, le grand
bassin et l'abdomen auraient précisément besoin chez elles
d'une hauteur plus considérable, puisque la matrice et l'œuf
qu'elle contient se trouvent forcément en entier au-dessus de
l'excavation où le segment inférieur ne peut pénétrer. Cette
disposition, pour le dire en passant, a été plus d'une fois la
source d'erreurs dans l'appréciation de l'époque de la grossesse, le fond de l'utérus se trouvant, dans ces cas, beaucoup
plus élevé à tel mois donné de la gestation qu'il ne le serait
chez une femme bien conformée.

Le poids du fœtus, peut-être, et aussi les contractions in-
dolores, si communes vers la fin de la grossesse, contri-
buent-ils dans une certaine mesure à produire la mauvaise
présentation. Quelle que soit la valeur de cette explication,
sur 13 cas de rétrécissements extrêmes, j'ai pu observer 5 fois
la présentation du tronc, et il est impossible de ne pas voir

dans cette coïncidence trop fréquente entre le rétrécissement et la présence de l'épaule au détroit supérieur, une liaison de cause à effet qui, du reste, n'est, je crois, contestée par personne.

Le diagnostic de semblables rétrécissements est si facile que je ne m'y arrêterai point. Les rétrécissements moyens et légers sont les seuls qui offrent réellement quelques difficultés à être mesurés avec précision, et j'ai démontré, encore tout récemment, à Lariboisière et à la Pitié, que par la mensuration manuelle on pouvait arriver à la constatation du degré de rétrécissement avec une rigueur presque mathématique.

Mais si le diagnostic du rétrécissement est facile, celui de la présentation ne l'est pas autant. En mettant en usage le palper, l'auscultation, la percussion et le toucher, et en supposant même ces moyens d'exploration appliqués par des hommes habitués à les manier, on peut encore rester longtemps dans le doute sur la véritable nature de la présentation. C'est là une condition fâcheuse : il faut avouer pourtant qu'elle comporte des exceptions, et parfois on peut arriver d'assez bonne heure à une somme de probabilités approchant de très-près la certitude.

Mais lorsque le travail a marché, quand la dilatation est complète, comme elle peut l'être (elle est toujours longue à se faire) alors, si l'on atteint les parties fœtales, et surtout si l'un des bras peut être touché, il suffit pour faire connaître la présentation, et, par un procédé indiqué ailleurs, pour établir à coup sûr, même le diagnostic de la position.

Le diagnostic posé, serait-il permis et possible, soit à la fin de l grossesse, soit avant la rupture des membranes, de tenter la version par des manœuvres externes comme le voulait Colombe et d'autres après lui ?

Cette méthode est de nature, dans les circonstances présentes surtout, à inspirer peu de confiance. En supposant, ce que je ne nie point, qu'on parvînt à ramener la tête au détroit supérieur, elle ne s'y maintiendrait très-probablement pas, même si l'on rompait les membranes ; car l'excavation manque ici pour lui permettre de s'y loger définitivement.

Huit jours avant l'accouchement, dans un bassin normal, avec une présentation du tronc, aussi sûrement constatée que possible par MM. Dubois, Campbell et moi, nous ramenions la tête facilement chaque matin au détroit supérieur, et chaque lendemain la tête occupait de nouveau la fosse iliaque gauche, et cependant les contractions firent mieux et plus efficacement que nous : le fœtus se présenta par le sommet.

Je ne repousse donc point les manœuvres externes opérées avec prudence, je ne crois guère à leur succès dans les rétrécissements considérables.

Le rétrécissement constaté, la présentation et la position reconnues, le travail commencé, les manœuvres externes tentées sans résultats, surgissent alors les plus extrêmes embarras pour l'accoucheur, et, encore une fois ici, vient se poser d'elle-même cette éternelle question des droits à la vie pour la mère et pour l'enfant.

Dans ces cas le passage par les voies naturelles est doublement impossible.

Impossible, parce que le fœtus, se présentât-il par une extrémité, le rétrécissement du bassin s'oppose absolument à sa sortie : impossible encore, parce que le bassin, fût-il bien conformé, la présentation du tronc est un obstacle à peu près absolu à l'engagement et à l'expulsion. Est-il donc exagéré de dire qu'il n'est guère en accouchements de difficulté plus fatalement insurmontable ? Il n'est donc pas aussi de pronostic plus fâcheux.

Que décider, que tenter, que faire ?

L'embryotomie, on le peut sans doute, mais ensuite, comment extraire le tronc, comment faire passer la tête? Quelle série d'opérations difficiles et dangereuses !

C'est là, il faut l'avouer, le beau côté de l'opération césarienne. Ses partisans ne sont point tourmentés, eux, par les hésitations qui nous assaillent, nous, dans des circonstances aussi pénibles. Leur parti est pris d'avance pour tous ces cas, et même dans ces rétrécissements seuls dégagés de toute mauvaise présentation.

Cette pratique a au moins un grand avantage, c'est de n'être pas difficile, et plus d'un homme étranger à notre art a pu et pourrait encore faire cette opération si simple et y réussir, parfois, mieux que les maîtres les plus habiles.

Mais les accoucheurs, parmi les modernes et ils sont nombreux, qui, tout en concédant qu'il est douloureux de sacrifier le fœtus, s'y résolvent en s'appuyant sur l'assentiment de l'immense majorité, sur les adhésions constantes du père, de la mère, de la famille, sur les opinions d'un très-grand nombre de nos confrères les plus justement renommés et enfin sur leur propre conscience où ils lisent qu'ils traiteraient ainsi leur femme, leur fille, leur sœur ; ceux-là puisent dans toutes ces considérations le courage de faire ce qu'ils considèrent comme un devoir, c'est-à-dire de tenter la conservation de la vie maternelle, même aux dépens de la vie fœtale. Mais il faut ici prendre résolument son parti, il ne faut pas des hésitations au moins inutiles, par des temporisations dangereuses vouloir concilier deux existences inconciliables, car on les perd toutes deux alors.

Cependant parmi les hommes qui, n'étant point dominés par des idées étrangères à la science, s'efforcent d'obéir, partout et toujours, à la raison et à la prudence dans l'art ; parmi ces hommes, la plupart n'accepteront le sacrifice de la vie fœtale qu'à la condition de donner à la femme un plus grand nombre de chances d'échapper à la mort. Mais s'il était un jour démontré par une statistique concluante, et j'apporte ici ma pierre à l'édifice, s'il était démontré qu'avec les présentations du tronc, dans les bassins au-dessous de 6 à 7 centimètres, l'embryotomie ne parvient pas plus souvent à sauver la mère que ne le fait l'opération césarienne, la raison ne commanderait-elle pas d'accepter, très-franchement alors, cette dernière opération pour ces sortes de cas?

Autant il me paraît humain et raisonnable de pousser l'hystérotomie chez toute femme dont le bassin permet l'introduction du céphalotribe, lorsque le fœtus se présente par l'une de ses extrémités, autant la section césarienne me semble proposable, d'une part, lorsque nul autre moyen de salut ne peut exister pour la mère; d'autre part, quand les opérations mortelles appliquées sur le fœtus ne laissent point à la femme plus de chances de survivre que l'hystérotomie elle-même; et cette manière de voir est basée sur ce principe indiscutable : qu'il vaut mieux, en somme, chercher à sauver l'un des deux individus seulement, que de les sacrifier l'un et l'autre (1). Or, les accoucheurs en position d'observer quelques-uns des cas dont il est question ici viendront probablement confirmer ma première assertion : la présentation du tronc dans un rétrécissement considérable du bassin est de toutes les difficultés mécaniques des accouchements l'une des plus dangereuses et des plus insurmontables. Si l'on m'objectait qu'à l'appui de cette proposition, je n'apporte ici que cinq faits seulement, je répondrais : sur ces cinq cas où l'enfant fut sacrifié, quatre femmes succombèrent, et si l'on rejetait alors ces déplorables insuccès, bien plus encore sur

(1) Mais je n'aurai jamais, je l'avoue, le triste courage de certains accoucheurs qui pratiquent encore aujourd'hui à Paris l'opération césarienne dans des bassins de 6 à 7 centimètres. Le temps n'est pas éloigné peut-être où la raison publique protestera contre de pareils assassinats scientifiques.

l'opérateur que sur les opérations, je m'inclinerais en sollicitant de mes confrères la publication des observations qu'ils possèdent, démontrant qu'entre des mains plus habiles, les résultats ont été moins malheureux.

Voici le résumé des cinq observations de présentations du tronc dans des rétrécissements considérables du bassin. Toutes les circonstances principales y sont indiquées.

Le premier cas a été vu en ville, en 1856, avec un de mes anciens élèves, le Dr Soufflet, de Montrouge. Le bassin avait de 6 cent. et demi à 7. Le fœtus était à terme et le bras sorti quand mon confrère fut appelé ; il parvint, après des difficultés inouïes, me dit-il, à extraire le tronc. Les bras et la tête restèrent au détroit supérieur. A mon arrivée, le tronc du fœtus pendait au dehors, je parvins à dégager un bras, puis l'autre, avec beaucoup de peine. Le dégagement de la tête fut absolument impossible. Il fallut faire la céphalotripsie, la femme mourut le septième jour.

Le second cas a été observé à la Clinique. Il s'agit de la femme d'un cocher de Passy, qui fut apportée à l'hôpital avec tous les signes rationnels d'une rupture utérine. Sensibilité exquise dans l'un des côtés du ventre, pouls misérable, face profondément altérée. Enfant à terme, bassin de 7 centimètres après réduction. Trois médecins avaient essayé d'accoucher cette femme et l'un d'eux m'écrivait que l'enfant n'était pas dans la matrice. Version très-pénible. Dégagement de la tête des plus difficiles, fœtus moyen. Mort de la femme au bout de vingt-quatre heures avec une rupture utérine constatée à l'autopsie.

Dans le troisième cas, vu avec M. Tarnier à la Clinique, le bassin n'avait que 5 centimètres. Cette femme avait été accouchée une première fois déjà à terme deux ans auparavant par la céphalotripsie répétée. Accouchement provoqué entre six mois et demi et sept mois, par incurie de la malade et malgré mes recommandations. Présentation du tronc. Impossibilité absolue de la version. Désarticulation du bras. Crochet mousse sur l'extrémité pelvienne. Application du céphalotribe sur le tronc. Extraction du fœtus. Morte chez elle le deuxième jour. Pas d'autopsie.

La quatrième femme a été accouchée à la Clinique. Bassin de 6 centimètres. Version impossible ; amputation du bras. Crochet mousse. Extraction de l'extrémité pelvienne. Dégagement d'un enfant petit. Morte avec des varices suppurées à l'un des membres inférieurs. Pas de lésions utérines.

Enfin, dans le cinquième cas, bassin de 7 centimètres sans déduction. Accouchée trois ans auparavant par la céphalotripsie répétée. Accouchement provoqué à huit mois seulement par incurie de la malade. J'essaye de pratiquer la version. Impossibilité d'arriver aux pieds, à cause du rétrécissement. L'enfant est vivant. M. Danyau est demandé. Il tente de nouveau la version après moi, sans plus de succès. Amputation du bras. M. Danyau veut pratiquer la section du cou *qui ne peut être achevée*. Il essaye alors de faire descendre de nouveau l'extrémité pelvienne et il y réussit. La tête ne peut franchir le détroit supérieur. Épuisé de fatigue, M. Danyau me charge de la crâniotomie. Je fais la perforation du crâne par la voûte palatine et nos quatre mains réunies parviennent alors à dégager le fœtus. La femme eut une métropéritonite que je combattis par les moyens ordinaires. Elle guérit, et, deux mois après, je l'envoyai remercier M. Danyau, qui, si je ne me trompe, dut être un peu surpris de la revoir.

Sur ces cinq cas cette femme seule a survécu.

En résumé, quelle doit être dans ces cas si difficiles la conduite de l'accoucheur ?

En adoptant les principes exposés plus haut nous distinguerons les faits et nous dirons :

1° Si l'enfant est à terme et vit, s'il se présente par le tronc, dans un rétrécissement au-dessous de 6 à 7 centimètres, la version par manœuvres externes ayant été tentée avec prudence dans le but de faciliter ensuite l'application des instruments et étant reconnue impossible, l'opération césarienne est proposable.

2° Le fœtus n'étant point à terme, la version reconnue impossible, l'amputation du bras favorisera certainement le mouvement d'évolution du fœtus (1); d'ailleurs la section du cou ou du tronc sera faite très-facilement par un procédé nouveau que nous allons indiquer et l'extraction des deux parties fœtales ne présentera alors que des difficultés surmontables, si le fœtus n'a pas dépassé de beaucoup le septième mois.

3° Enfin si l'enfant est mort, même à terme, quelques difficultés, quelques dangers présentés par la série d'opérations successives nécessaires pour accoucher la femme par les voies naturelles. L'opération césarienne sera absolument repoussée. Après avoir appliqué le nouveau procédé d'embryotomie, on s'efforcera de broyer successivement les diverses parties fœtales qui s'offriront au détroit supérieur par la céphalotripsie répétée, méthode dont on ne trouve guère les traces que dans l'ouvrage de M. Chailly (dernière édition).

En définitive, dans tous les cas de présentation du tronc, où la version est reconnne impossible, soit par suite d'un

---

(1) Je suis convaincu aujourd'hui de la facilité qu'apporte à la version l'amputation préalable du bras fœtal, non pas, bien entendu, pour permettre à la main de l'accoucheur une introduction plus facile soit dans le rétrécissement, soit dans l'utérus rétracté, mais pour faire évoluer plus aisément le fœtus en rendant praticable le refoulement de la tête en haut et la descente de l'extrémité pelvienne vers le détroit supérieur.

Mais, dans les rétrécissements considérables seuls l'amputation du bras amènera cette facilité de rotation que je signale. Dans un bassin normal, l'épaule du fœtus finit par s'engager profondément ; dans un rétrécissement extrême du détroit supérieur, l'engagement est impossible, et, le bras enlevé, le principal obstacle à l'évolution a disparu.

rétrécissement du bassin, soit comme conséquence d'une rétraction extrême de l'utérus, l'embryotomie est la seule opération raisonnablement proposable, lorsque le fœtus a cessé de vivre. Or, tous les médecins qui ont fait ou vu faire l'embryotomie savent que, quel que soit le procédé qu'on emploie, c'est toujours là une opération laborieuse et dangereuse. Qu'on se serve des grands ciseaux de M. Dubois pour opérer la section du cou, que par le procédé de Robert Lee on cherche à éviscérer le fœtus, ce sont toujours, je le répète, des opérations et fort périlleuses et fort difficiles.

Déjà les accoucheurs modernes l'ont bien compris, et tout récemment mon confrère et ami M. Jacquemier a fait connaître à l'Académie l'application d'un nouvel instrument très-ingénieux destiné à pratiquer l'embryotomie, en évitant les difficultés et les dangers qu'il a probablement reconnus comme moi.

Je me suis efforcé d'arriver au même but, sans instrument nouveau et par un moyen qui, à défaut d'autre mérite, au moins aura celui d'exciter la surprise chez les accoucheurs qui voudront bien l'expérimenter. Avec un lien formé par une forte soie, ou, ce qui est mieux encore parce que cela est plus commun et se trouve partout, avec un lien formé par le gros fil, connu vulgairement sous le nom de *fouet*, on peut opérer la section du fœtus en moins d'une minute, et sans aucun danger de blesser les organes maternels. Restent les moyens d'arriver à placer ce fil.

Dans aucun des rétrécissements *extrêmes* que j'ai pu observer, il ne m'a été impossible de passer un crochet mousse ; dans les cas de rétraction excessive, où la main ne peut pas pénétrer, le crochet mousse passe et assez facilement.

Or, pour ne pas augmenter le nombre des instruments nouveaux, je me suis contenté de faire creuser dans le crochet mousse du forceps une rainure destinée à recevoir un fil auquel est attaché une balle en plomb trouée, qui, par sa forme et son poids, amènera le lien jusqu'à la main de l'opérateur.

Le crochet mousse étant placé sur le col du fœtus, comme pour l'embryotomie ordinaire, si la compression des parties empêchait la balle de trouver un passage, une simple pression avec le doigt ou une tige mousse, exercée sur le fœtus, déterminerait immédiatement la formation d'une sorte de gouttière dans laquelle la balle viendrait elle-même s'engager. Mon collègue et ami M. Tarnier, qui a été témoin des expériences, a proposé une grande sonde de Belloc pour le passage du fil. Sauf l'inconvénient d'un instrument spécial, car la sonde ordinaire de Belloc n'a point assez de longueur, l'idée est assurément bonne.

Une balle de plomb se trouve partout, et il est facile de la percer.

Une fois le fil placé et les deux bouts saisis par la main de l'opérateur, le crochet mousse est retiré, les deux chefs du fil sont engagés dans un spéculum en bois ordinaire qui est appliqué dans le vagin pour protéger les parties maternelles contre les atteintes du fil (1) ; l'accoucheur saisissant les deux chefs, les enroule séparément autour de chacune de ses mains, jusqu'à ce qu'elles soient environ à 25 centimètres de la vulve ; tirant alors fortement en bas sur chaque chef de fil, l'un après l'autre, il exécute des mouvements de va-et-vient rapides, et opère, en sciant, la section du cou du fœtus en quelques secondes.

Ce procédé est également applicable dans le cas où la région cervicale est inaccessible ; le lien parvient aussi à diviser le tronc du fœtus dans les régions comprises entre

---

(1) Dans les cas où l'opérateur n'aurait pas de spéculum, deux manches de cuillère à soupe, chauffés et graissés, seraient introduits de chaque côté du vagin et confiés à deux aides. Cela suffirait pour éloigner des fils les parois vaginales.

les crêtes iliaques et la pointe de l'omoplate. Mais, comme les parties fœtales sont ici beaucoup plus épaisses et plus résistantes, l'opération demande, en général, de quatre à cinq minutes.

Tel est le nouveau procédé que je propose de substituer à l'embryotomie ordinaire. Ces avantages seraient, je crois, de ne point nécessiter l'emploi d'un instrument spécial, de s'exécuter sûrement, facilement et rapidement à l'aide d'un moyen que le praticien, éloigné des grands centres, trouvera toujours sous sa main, et de substituer une manœuvre simple et d'une innocuité complète pour la mère, à une opération longue, difficile et dangereuse que les accoucheurs, même les plus habiles, ne pratiquent pas sans une certaine hésitation.

A. PARENT, Imprimeur de la Faculté de Médecine, rue Mo sieur-le-Prince, 31